AF586697

LA PHTISIE NORMALE

LA
PHTISIE NORMALE

PAR

LE Dr G. HAMEAU

(D'ARCACHON)

Membre de la Société de Médecine et de Chirurgie de Bordeaux,
Membre correspondant de la Société de Médecine de Paris,
Membre de l'Académie des Sciences, Belles-Lettres et Arts de Bordeaux,
Membre du Conseil supérieur de l'Assistance publique,
Membre du Conseil général de l'Association des Médecins de France,
Président de l'Association des Médecins de la Gironde
et de la Société scientifique d'Arcachon.

Communication faite à la Société de Médecine et de Chirurgie de Bordeaux, dans sa séance du 26 janvier 1894.

BORDEAUX

IMPRIMERIE G. GOUNOUILHOU

11 — RUE GUIRAUDE — 11

1894

LA

PHTISIE NORMALE

J'entends, par *phtisie normale,* la maladie qui résulte du libre développement du germe tuberculeux sur un terrain pulmonaire vierge de toute culture similaire ou antagoniste.

Et je serais désireux d'attirer l'attention de la Société sur le caractère particulier de cette tuberculisation, ainsi que sur l'interprétation qu'il conviendrait de lui donner pour la mettre en harmonie avec l'état actuel de nos connaissances.

Tout le monde croit, et les traités classiques enseignent, que la tuberculose pulmonaire acquise se montre d'autant plus fatale, et rapidement fatale, que le sujet atteint se trouve, par hérédité, disposé à la maladie ou de complexion délicate.

Or, c'est le contraire qui est la vérité, comme je crois pouvoir le démontrer, en m'appuyant sur un ensemble de preuves convaincantes. Une telle rectification n'est pas sans importance pour l'orientation des recherches scientifiques en vue de la thérapeutique des affections tuberculeuses.

D'après mes observations, durant une longue pratique des maladies de poitrine, et d'après le recensement d'un grand nombre de faits épars dans les livres les plus estimés ou dans les publications périodiques, je suis arrivé à cette conviction : que le terrain prime la graine, selon le mot de Révilliod, et que, dans les conditions normales, le virus tuberculeux pulmonique tue l'homme en moins de deux ans.

Ces *conditions normales* se trouvent réalisées dans les organismes sains, exempts de tare héréditaire ou acquise.

C'est le terrain vierge.

Quand le même germe tombe sur un terrain stérilisé dans une certaine mesure par une culture antérieure, l'intensité de son action nocive est très amoindrie. La maladie qui en résulte est habituellement chronique; elle dure plusieurs années; elle présente souvent de longues rémissions; elle peut même guérir complètement.

Le terrain est rendu ainsi défavorable par l'hérédité d'ascendants tuberculeux. Il parait être défavorable aussi chez les sujets délicats, teneurs de quelque diathèse, telles que la scrofule (qui n'est, à vrai dire, qu'une tuberculose atténuée), la goutte, l'arthritisme. Défavorable encore, selon plusieurs observateurs éminents, chez les sujets qui ont essuyé certaines maladies aiguës : fièvre typhoïde, scarlatine, etc., ou qui présentent de l'emphysème, du pneumo-thorax, du processus scléreux.

Le professeur Révilliod (de Genève), a publié récemment une étude très intéressante à ce point de vue (*Rev. méd. de la Suisse romande,* 20 oct. 1893). D'autre part, les partisans de l'antagonisme sont fortement combattus, non pas toujours avec des preuves suffisantes, par d'autres maîtres autorisés. Mais ce serait sortir du cadre étroit de mon sujet que d'insister sur ce point, malgré son importance évidente.

Quant à la contagiosité de la tuberculose, substratum nécessaire de ma thèse, elle n'est plus mise en doute par personne. Elle était admise par la généralité des médecins jusqu'au moment où Laennec, considérant le tubercule comme une néoplasie, un produit de déchéance organique ne relevant ni d'un processus inflammatoire ni d'aucune cause spécifique extérieure, déclara que la tuberculose n'était pas contagieuse. Et, pendant un demi-siècle, jusqu'aux expériences décisives de Villemin, la notion de contagion fut à peu près abandonnée. Non pas tout à fait cependant; elle se conservait, timide et hésitante, parmi les praticiens des campagnes. Ils voyaient parfois des faits si probants, en faveur de la contagion!... Mais comment élever la voix contre la parole des grands maîtres?... Pourtant, quelques-uns eurent cette hardiesse et je cite avec plaisir les noms de Dupuy, Causit, Chabrely, Duthil, Bertet, Pérez, Vitrac, lesquels, de 1856 à 1859, apportèrent devant la Société médicale de Libourne des observations de contagion qui provoquèrent d'intéressantes discussions.

La contagiosité de la tuberculose n'est pas douteuse: mais il ne faudrait pas en exagérer les dangers. Ce qu'en disent Grancher et Hutinel est vrai et le sera de plus en plus à mesure que les moyens de préservation, largement popularisés, seront mieux mis en pratique : « Transmissible à l'homme, la tuberculose l'est, à coup sûr; mais cette transmission est exceptionnelle. Des maladies infectieuses que nous connaissons, elle est peut-être la moins contagieuse. »

Pourquoi la grande majorité des hommes, et parmi

ceux qui paraissent le plus exposés, échappe-t-elle ainsi à la contagion?

D'abord, on ne saurait trop insister sur ce fait, le bacille de Koch, à l'état nocif, est loin d'être aussi répandu autour de nous que d'aucuns le prétendent. L'air et la lumière sont de grands phagocytes. Les crachats réduits en poussière ne transportent pas, autant qu'on le supposait, ce germe redoutable. Même dans l'atmosphère des salles d'hôpital renfermant un grand nombre de phtisiques, on n'a pu que rarement déceler sa présence (Bollinger).

Koch assure que les bacilles ne se trouvent pas dans l'air, à moins d'être unis à des particules organiques.

Ce bacille se reproduit à la température de 37° à 38° et il cesse de se reproduire entre 28° et 29°. Dans ces limites, il ne peut guère pulluler en dehors des organismes d'animaux supérieurs. « Si l'on songe aux difficultés que rencontre le germe morbide avant de se greffer définitivement sur un poumon, on ne s'étonnera plus de voir des gens journellement en contact avec les phtisiques résister victorieusement. » (Grancher et Hutinel.)

Puis, les conditions de réceptivité pour les virus nous sont inconnues. Même en admettant la théorie de la phagocytose de Metchnikoff ou celle de Chauveau sur le rôle toxique de certains principes albuminoïdes, on ne se rend que partiellement compte de l'immunité. La difficulté du problème est reculée; cliniquement, elle reste la même. Mais, quoi qu'il en soit, cela ne change rien au rapport que je crois pouvoir établir entre le terrain et la graine, entre la différence des cultures sur terrain vierge ou sur un terrain stérilisé, tels que les montre la clinique.

La quantité ou la qualité de la matière contaminante ne peut pas être invoquée, puisque nous voyons dans les récits circonstanciés d'épidémies circonscrites, alors que tous les sujets ont été infectés par le même virus, les uns mourir en quelques mois, les autres tenir bon pendant des années et même guérir.

« En présence du microbe, dit Leudet (des Eaux-Bonnes), l'organisme garde son autonomie, le terrain résiste à la force germinative de la graine. C'est lui qui détermine les conditions de la lutte. »

Évidemment, la différence essentielle n'est pas dans la graine; elle est dans le sol qui la reçoit; et le plus neuf est le plus fécond.

On dira peut-être : puisque les plus robustes résistent moins que les chétifs, comment se fait-il que les bonnes conditions hygiéniques améliorent ordinairement les phtisiques chroniques?

Assurément il faut, en tout état de cause, donner au malade repos physique et moral, bon air et bonne alimentation. Car, ce n'est pas parce qu'ils sont en bon point que les robustes succombent rapidement, et ce n'est pas parce qu'ils sont débiles que les autres opposent une si longue résistance; mais c'est parce que les premiers offrent au germe spécifique un terrain de culture excellent et que, chez les seconds, ce terrain, en partie stérilisé, se prête mal à la culture intensive.

Il se passe là ce que nous voyons tous les jours pour la variole; sur un organisme libre de germination variolique antérieure ou de vaccination, le virus varioleux se développe dans toute sa puissance. Si l'organisme a été imprégné par une culture préalable, le même virus avorte ou ne se montre que dans ses formes atténuées.

De ses expériences sur les cobayes, notre confrère

Solles a conclu : que le fils de tuberculeux est plus facilement tuberculisable que tout autre; que la tuberculose expérimentale, chez les mêmes animaux, marche avec une extrême rapidité; que la tuberculose héréditaire marche très lentement.

Le laboratoire est d'accord avec la clinique.

Est-ce à dire que, dans ma pensée, la tuberculose acquise se montre plus fréquemment chez les individus vigoureux, exempts de tare héréditaire, que chez les prédestinés — comme on les nomme improprement — chez les prédisposés, dirais-je plus volontiers? Bien loin de là; car le nombre des premiers est, relativement aux seconds, dans une infime proportion. Je le crois d'autant moins, que je suis très porté à partager l'opinion de ceux qui, avec Bernheim et Hutinel, pensent qu'il n'y a pas, passé l'enfance, de véritable phtisie d'origine purement ancestrale; que celles que l'on considère comme telles proviennent d'une contagion directe. Et, ce qui peut nous autoriser à penser ainsi, c'est le nombre vraiment considérable d'héréditaires qui échappent à la maladie s'ils sont sévèrement soustraits aux chances de l'infection.

Bernheim est très affirmatif : « Partout où l'isolement de l'enfant, né de parents phtisiques, a été absolu, l'hérédité ne s'est pas produite. »

Dans 60 familles qu'il a pu connaître à fond, il relève 36 cas authentiques en faveur de cette opinion, c'est à dire 36 enfants devenus adultes bien portants parce qu'ils avaient été soustraits, de bonne heure, à l'influence contagieuse du milieu; tandis que leurs frères et sœurs, restés dans la maison, ont fourni un contingent assez élevé de tuberculeux.

Dans son mémoire très estimé sur *La tuberculose dans les familles* (1885), Leudet compte que, sur

214 familles, il a trouvé l'hérédité transmise par le père ou la mère 82 fois et 26 fois par les grands parents ou par oncles et tantes. Ces derniers sont d'une influence bien hypothétique! Soit, néanmoins, 108, et il a noté l'absence d'hérédité 106 fois. C'est la moitié. La moitié aussi dans les relevés de Vallin (1886).

Ces chiffres ne sont-ils pas bien éloquents? Si l'hérédité donne, et ce n'est pas mis en doute, une aptitude particulière à la réceptivité du germe tuberculeux, si d'autre part on considère que les fils de phtisiques vivant avec leurs parents sont exposés sans cesse à l'invasion bacillaire, on conviendra que la part des phtisies attribuables à l'hérédité seule est au moins singulièrement réduite.

Sur 20,600 enfants de l'Assistance publique envoyés à la campagne et âgés de 1 à 13 ans, Hutinel n'a trouvé que 17 tuberculeux. C'est infiniment peu, eu égard à la provenance de ces enfants.

Vignal déclare que, loin d'être fatale, l'hérédité de la tuberculose expérimentale est très rare.

Nocard a fait la même remarque à propos des bovidés. Chez eux, la tuberculose est très rarement héréditaire. Les veaux restent indemnes lorsqu'on les élève loin de leurs mères tuberculeuses. C'est dans les étables que se fait la transmission; l'hérédité n'a qu'une part minime dans la propagation de la maladie.

Mais ces sujets, hommes ou bêtes, issus de parents tuberculeux, n'échappent pas à l'action des générateurs; ils restent entachés d'une prédisposition héréditaire qui les rend plus aptes à recevoir le germe tuberculeux. Seulement, ce germe ne produira que des effets atténués et la maladie prendra la marche lente, chronique et la forme dite *commune* parce qu'on l'observe, en effet, le plus souvent.

 ***

Tels sont les délicats. Revenons aux robustes : s'ils sont frappés en petit nombre, ils le sont avec une telle violence qu'ils meurent en quelques mois.

Et ce n'est pas seulement la granulie qui évolue chez eux avec cette rapidité, c'est également la phtisie commune.

Si j'insiste sur la constatation d'un fait qui ne compte guère d'exception, ce n'est point qu'il n'ait été noté par d'autres; mais parce que je ne lui ai jamais vu donner la signification que je lui attribue, ni le rôle qu'il mérite.

Déjà, Morton écrivait : « On voit la marche aiguë de la phtisie, surtout lorsqu'elle est épidémique. Au contraire, elle se montre chronique lorsqu'elle est née dans un corps lymphatique, scrofuleux ou scorbutique. » On sait ce que signifie ce mot *épidémique* sous la plume du vieux contagionniste.

Il faut, après cela, arriver à l'excellente thèse de Musgrave-Claye, sur *La contagiosité de la phtisie pulmonaire* (1879), pour retrouver la même constatation : « Il est tout à fait exceptionnel de voir la tuberculose par contagion suivre une marche lente; presque toujours les symptômes de ramollissement et d'excavation se succèdent avec rapidité et le malade est enlevé dans un temps moins long que celui que le sujet contagionnant avait mis à mourir. »

« La plupart des auteurs qui citent des exemples de contagion, disent Grancher et Hutinel, confirment cette observation. Nous ne pouvons cependant pas l'admettre sans réserves... Si la phtisie transmise avait toujours ces allures, la tuberculose à marche chronique serait plus rare qu'elle ne l'est en réalité. Nous avons connu deux hommes qui, après avoir vu leurs femmes succomber à une phtisie lente, ont eu pendant longtemps une toux inquiétante et ont présenté au sommet d'un poumon les signes non douteux d'une tuberculose commençante. Ces deux hommes ont guéri. »

Mais on ne dit pas si ces hommes étaient ou non suspects d'hérédité tuberculeuse ou de diathèse antagoniste.

Musgrave-Claye attribue d'ailleurs la marche rapide à toute tuberculose provenant de contagion, sans tenir compte de l'état préalable du sujet contaminé, et cela parce qu'il pense, avec la plupart de ses contemporains, que dans ces circonstances le bacille jouit d'une puissance nocive indépendante des organes sur lesquels il s'implante. Erreur capitale. Tous les faits démontrent que c'est le sujet lui-même et non le germe qui détermine l'évolution de la maladie.

Avec les autres auteurs nous sommes encore plus loin de la vérité :

« La phtisie innée, chez les enfants de scrofuleux, de diabétiques ou d'alcooliques, est moins grave que la phtisie héréditaire, mais plus grave que la phtisie acquise. » (Jaccoud.)

Marfan, auquel nous devons une bonne monographie de la phtisie pulmonaire dans le *Traité de Médecine*, s'exprime ainsi : « D'une manière générale, on peut dire que la tuberculose acquise frappe les sujets âgés et que la tuberculose héréditaire frappe les jeunes sujets. »

Cela n'est pas tout à fait exact ; plusieurs faits de ma propre clientèle me prouvent que la tuberculose acquise est loin d'épargner les jeunes sujets.

Laennec, éminent génie incontestablement, a rendu néanmoins un mauvais service à la science et à l'humanité en niant la contagion tuberculeuse. Cela ne l'empêche pas de reconnaître que les sujets prédisposés ne forment qu'une partie du contingent des phtisiques et que la tuberculose emporte souvent les hommes les plus robustes et les mieux constitués.

« Chez ceux-ci néanmoins, ajoute Marfan, rien n'est plus fréquent que de trouver, à l'origine de la phtisie, un état pathologique ou physiologique qui a mis l'organisme en état de moindre résistance. »

Il est évident que celui qui a écrit ce commentaire restrictif cède à la tyrannie d'une opinion préconçue. Il dit encore, à propos de la phtisie aiguë : « L'extrême gravité de la phtisie aiguë a été attribuée à la virulence spéciale du bacille de Koch, à des associations bactéridiennes, enfin au défaut de résistance de l'organisme. » Et, finalement, il pense que la phtisie acquise est plus curable que la phtisie héréditaire.

Oui, en n'envisageant la phtisie acquise que chez les héréditaires eux-mêmes; mais cela n'est plus vrai de la phtisie acquise par des sujets exempts de prédispositions morbides.

D'après Colin, la phtisie aiguë frappe, par séries, les malades qui entrent au Val-de-Grâce, comme s'il s'agissait d'une épidémie. Et, d'autre part, Villemin rappelle qu'on ne reconnaît propre au service militaire que les sujets dont le périmètre thoracique est suffisant. Ce qui n'empêche pas la phtisie de se montrer avec une grande fréquence dans l'armée, frappant surtout les hommes choisis pour les corps d'élite.

Voici comment s'expriment Dreyfus-Brisac et Bruhl dans leur monographie de *La phtisie aiguë* (1892) : « Contrairement à ce que l'on pourrait penser *à priori*, ce n'est pas (abstraction faite, bien entendu, des tuberculoses secondaires à la phtisie chronique), ce n'est pas chez des individus chétifs, malingres, qu'éclate la maladie. Loin de là; la plupart des auteurs, après Leudet, ont reconnu qu'elle s'observe communément chez de jeunes sujets à constitution robuste, exempts de toute tare morbide. Dans sa statistique, Munro a noté que 18 fois sur 24 elle avait brusquement débuté chez des individus qui semblaient jouir d'une bonne santé. Néanmoins, dans ces cas, l'invasion microbienne est le plus souvent facilitée par des facteurs morbides qui affaiblissent passagèrement la résistance de l'organisme, tels que des excès, des fatigues, du surmenage, des préoccupations morales... Mais, d'habitude, c'est chez les individus qui avaient été soumis antérieurement à des influences morbides, dyscrasiques ou infectieuses, qu'évolue la tuberculose aiguë. »

Cette dernière remarque pourrait peut-être s'appliquer à la granulie, à la phtisie aiguë d'origine hématogène, selon la pathogénie adoptée par les mêmes auteurs; mais elle cesse d'être vraie pour la phtisie subaiguë, pour la phtisie à marche rapide ou galopante, qui ne diffère de la pulmonie commune qu'en ce qu'elle brûle les étapes, comme dit Grancher.

Pour cette phtisie, Trousseau ne manque pas de faire observer qu'elle s'attaque souvent aux sujets robustes, et Bernheim avoue qu'elle peut *surprendre* un individu en pleine santé.

Il dit aussi : « La phtisie galopante est fréquente chez les adolescents à croissance rapide, à poitrine effilée; chez nos lycéens et nos étudiants surmenés; chez nos *vigoureux campagnards*, dont les poumons ont l'habitude de respirer un air pur...; chez les nourrices mercenaires, ces *belles campagnardes* qui viennent à Paris allaiter les nourrissons des familles aisées... Mais la cause unique de la phtisie galopante, de la granulie ou de la phtisie commune est toujours le bacille de Koch qui est le seul élément pathogène. La marche de la maladie varie, non point suivant la quantité du bacille ou sa puissance infectieuse, mais suivant la constitution individuelle dans laquelle il pénètre. Que cet organisme soit valide, robuste, il aura peu de prise sur lui ou du moins le processus de la maladie sera considérablement ralenti. Au contraire, chez un individu jeune, né dans de mauvaises conditions, mal développé et déjà affaibli par des maladies antérieures, le bacille provoquera une forme de tuberculose aiguë à forme rapide. » (*Traité clinique de la Tuberculose*, 1893.)

On le voit, Bernheim, qui peut être considéré comme le fidèle interprète des plus récentes doctrines en pareille matière, insiste, il est vrai, sur le rôle prépondérant du terrain; mais il insiste au rebours de ce que nous apprennent les faits et toujours en considérant les gens robustes, exempts de suspicion héréditaire ou diathésique, comme jouissant du privilège d'opposer une longue résistance à l'envahissement ainsi qu'aux progrès de la maladie.

C'est contre une telle notion généralement répandue que protestent les observations publiées par les cliniciens. Partout où j'ai trouvé, soit dans le passé, soit dans le présent, des relations complètes de phtisie à marche rapide, sous quelque variété anatomique qu'elle se présente, mais le plus souvent sous la forme ulcéreuse commune, partout je lis : *Sujet robuste, ayant toujours joui d'une bonne santé, issu de parents bien portants.* Et s'il s'agit d'exemples de contagion ou d'épidémies de caserne, de maison, de bureau, presque partout je vois le *contaminant* survivre, et parfois très longtemps, à ses victimes.

Quant à ces victimes, qui n'étaient nullement des

candidats à la tuberculose et qu'on eût été tenté de regarder comme invulnérables au bacille de Koch, elles meurent infailliblement en moins de deux ans.

Cette limite de deux ans pourra paraître bien proche de celle de 1 à 3 ans assignée par Louis ou de celle de 2 à 3 ans indiquée par la plupart des auteurs modernes comme durée moyenne de la phtisie pulmonaire. Mais, qui ne voit combien est chimérique et décevante la méthode numérique appliquée à l'évolution d'une maladie qui peut aller de trois mois à trente ans! Pour qu'elle méritât quelque créance, il faudrait d'abord former des catégories ne comprenant que des unités de même espèce. On verrait alors, ainsi que je le prétends, les phtisies acquises par des sujets indemnes de tares morbides ne pas dépasser un maximum de deux ans et on verrait que les autres durent au moins trois, quatre et cinq ans, quand ce n'est pas un plus grand nombre d'années.

Comme, d'un autre côté, les phtisies imputables uniquement à la contagion directe, chez des individus sains quoique appartenant à des familles que l'on a cru tarées parce qu'elles comptaient quelque phtisique chez les ancêtres ou les collatéraux, sont beaucoup plus nombreuses qu'on ne pense, on conçoit que la moyenne fournie par les statistiques en bloc est fort au-dessous de la véritable moyenne pour les phtisies acquises par les héréditaires ou les diathésiques. Il faut considérer aussi le milieu dans lequel ont été pris les éléments du calcul; chez les pauvres, les sujets résistent moins longtemps aux causes de la même tuberculose que chez les riches. Or, les statistiques classiques ne reposent que sur des relevés d'hôpitaux. Mais c'est leur moindre défaut. En réalité, elles ne peuvent servir à aucune évaluation scientifique sur la marche ou la durée de la phtisie.

Les phtisiques indemnes de tare meurent en moins de deux ans. J'ai cité, ailleurs, un certain nombre d'exemples : celui de M. Mandillon, qui a vu une famille, composée de quatre personnes, disparaître en dix-huit mois; et celui de cette autre famille de Bordeaux, très connue, qui a été emportée tout entière en moins de trois ans, chaque malade ayant résisté huit ou dix mois à peine. Elle se composait du père et de la mère âgés de cinquante à soixante ans environ, de deux filles et d'un fils âgé de seize ans. Nulle autre famille ne présentait mieux l'aspect florissant des tempéraments robustes. Aucune tare héréditaire. La fille aînée fut mariée à un homme de poitrine délicate; leur enfant mourut de méningite dans sa première année. La mère mourait, quelques mois après, de phtisie galopante. La sœur de celle-ci, grande, belle et forte, âgée de vingt-trois ans, succomba de même; puis son père, puis son jeune frère, puis leur mère. Quant au contaminant, il vit encore.

Il serait trop long d'énumérer toutes les preuves que j'ai rassemblées en faveur de ma thèse. Je les résumerai ci-après.

J'observerai seulement que, dans les villages isolés, où l'on a pu suivre l'invasion de la tuberculose importée, le mal a pris généralement la marche épidémique et galopante.

La même remarque a été faite par les médecins de la marine dans les îles lointaines, où la phtisie, introduite par les Européens, fait de grands ravages, en affectant la forme galopante (Hyades).

Voici comment s'exprime Marestang dans son *Étude sur les causes de la dépopulation des îles Marquises :*

« La phtisie, que les indigènes considèrent comme une maladie nouvelle importée par les blancs, sans être aussi commune qu'en Europe, y fait un grand nombre de victimes. Son évolution y est très rapide. Elle dépasse rarement deux ans et le malade est souvent emporté en huit ou dix mois après qu'il a commencé à tousser, ce qu'il faut attribuer sans doute au manque de soins et aussi au manque de résistance individuelle, résultant d'une hygiène défectueuse et d'une alimentation peu substantielle. Fait digne d'être signalé : déjà, en 1840, les indigènes étaient convaincus de la contagiosité de la maladie, et un chef de Vallée me faisait part des mesures prises par lui il y a trente ans. Faut-il s'en étonner, étant données certaines épidémies de maison du genre de celle qu'il m'a été donné d'observer? Une famille vint habiter une maison précédemment occupée par des phtisiques. *En moins de deux ans*, toute cette famille, composée du père, de la mère et de deux enfants, succomba. Cette maison est à Actuana. Dans une autre maison mourut un phtisique et, huit mois après, la femme qui l'avait recueilli mourait à son tour. » (*Rev. scient.*, 12 mars 1892.)

Donc, que l'on considère la phtisie pulmonaire chez les villageois qui la voient apparaître pour la première fois, ou chez les peuplades sauvages, ou chez les gens robustes et sains issus de familles saines elles-mêmes, partout c'est la forme rapide qui règne exclusivement, en opposition avec la forme chronique propre aux héréditaires et aux diathésiques.

Or, qu'ont de commun tous ces organismes où se développe si rapidement la tuberculose, sinon la *virginité à l'égard du virus spécifique* qui, lui, est toujours le même?

Des considérations qui précèdent, je crois pouvoir tirer les conclusions suivantes :

1° On doit regarder comme *normale* la phtisie qui résulte du libre développement, dans le poumon, du germe tuberculeux sur un terrain vierge de toute culture similaire ou antagoniste;

2° La phtisie normale frappe les sujets robustes, évolue rapidement et les tue en moins de deux ans;

3° Dans les meilleures conditions hygiéniques, la phtisie normale, à forme ulcéreuse, dure moyennement de quinze à vingt mois;

4° Quand le virus spécifique tombe sur un terrain défavorable, l'intensité de son action en est très amoindrie; la maladie qui en résulte peut durer un grand nombre d'années, peut être enrayée et même guérir complètement;

5° Le terrain est rendu défavorable, stérilisé à des degrés divers, par l'hérédité de parents tuberculeux. Il est défavorable aussi chez les sujets entachés de diathèse scrofuleuse, arthritique ou scléreuse.

Trouverons-nous dans ces conclusions quelques conséquences pratiques? Peut-être pas pour le moment. Mais n'est-ce donc rien d'avoir rétabli une vérité d'observation? Et n'est-ce pas rendre un certain service à la science des recherches thérapeutiques contre la tuberculose que de lui fournir un criterium dont elle manquait? A l'aide de ce repère, la durée normale de la maladie, on pourrait présumer, par exemple, que tout moyen préservatif ou curatif capable de ralentir notablement la marche de la phtisie chez un certain nombre d'individus primitivement sains et robustes, est un moyen efficace.

Un enseignement se dégage cependant de cette conception, c'est que le corps humain se prête à l'atténuation de la puissance nocive du virus tuberculeux.

Cela n'est point nouveau; mais cela apparait plus clairement quand on peut faire le départ entre la *phtisie normale* et la *phtisie atténuée.*

Il n'est pas trop téméraire, je pense, de tenir pour avéré que, jusqu'à ce jour, toutes les tentatives de cure microbicide dirigées spécialement contre le bacille de la phtisie pulmonaire ont échoué. Nous voyons, au contraire, que certaines actions physiologiques, pathologiques ou hygiéniques, dont quelques-unes sont déjà bien définies, modifient profondément l'organisme jusqu'à le rendre plus ou moins réfractaire aux progrès de l'infection tuberculeuse. Il parait dès lors raisonnable de rechercher avec grand soin ces conditions d'atténuation, de les reproduire, de les perfectionner et d'arriver enfin, si on le peut, à imiter la nature en la maitrisant.

La vaccination n'est-elle pas, d'ailleurs, de conséquence logique depuis que l'on connait la nature et la manière d'être des microorganismes pathogènes?

Faut-il inoculer le virus tuberculeux lui-même ou un virus similaire, ou un virus antagoniste?

Bien des études ont été dirigées dans l'un et l'autre sens et, il faut l'avouer, sans grand succès. Mais nous sommes encore à l'aurore de la science microbienne.

H. Martin, F. Berlioz ont échoué dans leurs essais de vaccination par le virus tuberculeux atténué.

Par la transfusion du sang de chèvre (Bertin et Pic), par la transfusion du sérum de chien (Héricourt et Richet), considérés comme milieux réfractaires, on n'a obtenu, soit chez l'homme, soit chez les animaux, aucun résultat satisfaisant.

« Récemment, dit de Toma, on a pensé à profiter des tendances qu'ont les différentes espèces de microorganismes à se combattre réciproquement, afin de détruire une espèce pathogène au moyen d'une autre espèce moins pernicieuse, et cela dans l'organisme humain lui-même. Principe juste, mais qui n'a pas trouvé encore un moyen convenable d'application. »

Solles a étudié l'influence de l'érysipèle sur la tuberculose et il arrive à dire : « L'érysipèle ralentit très manifestement l'évolution de la tuberculose expérimentale chez le cobaye. On est encouragé à rechercher quelque autre parasite, pathogène ou non, à opposer à la rusticité tenace du *bacillus tuberculosus* pressenti par Villemin et démontré par Koch. »

Il ne faut pas désespérer. Celui qui trouvera la vaccination antituberculeuse prendra place, à côté de Jenner et de Pasteur, parmi les bienfaiteurs de l'humanité.

On a généreusement et légitimement doté l'Institut Pasteur en vue de supprimer la rage et certaines épizooties meurtrières. Combien plus urgente encore serait la fondation d'un Institut national, largement pourvu du nécessaire, afin de permettre à nos vaillants travailleurs d'étudier la tuberculose sous toutes ses faces; de rechercher les meilleurs moyens de supprimer les causes extérieures de contamination et d'en atténuer les effets ou de les empêcher de se produire chez les animaux aussi bien que chez l'homme!

Observations.

Jules Rochard. — On connaît le mémoire très documenté, par lequel M. J. Rochard a soutenu que la navigation et le séjour des pays chauds, loin d'être favorable aux phtisiques, ne fait qu'aggraver et accélérer leur mal. Il cite une série de dix-huit observations recueillies par les chirurgiens des vaisseaux de l'État. Sur ces dix-huit observations :

M. L..., lieutenant de vaisseau, a résisté plus de deux ans. *Il avait été atteint, à plusieurs reprises, de bronchites avant que sa phtisie ne fût déclarée.*

M. L..., autre lieutenant de vaisseau, ne meurt qu'après la troisième année. *Sa constitution était suspecte.*

Tous les autres ont succombé, en moins de deux ans. Malheureusement, l'auteur, qui ne donne qu'un résumé très succinct, néglige de faire connaître la constitution et les antécédents de la plupart des sujets. Il les mentionne cependant pour quatre :

P..., chirurgien major, *qui semblait jouir de la meilleure santé à son départ de France*, meurt en un an.

F..., chirurgien major, *offrait toutes les apparences d'une robuste santé*. Il meurt en deux ans.

H..., élève de marine, *paraissant doué d'une bonne constitution,* meurt en quatre mois.

L..., matelot, *d'une constitution herculéenne*, n'ayant jamais eu d'affection de poitrine, meurt en deux mois.

Le Corps des officiers de Santé de la marine paie un large tribut à la terrible maladie. « Plusieurs de nos confrères, atteints de phtisie, sont entrés dans le Service colonial, par voie de permutation, espérant améliorer leur santé. Tous sont rentrés en France, au bout d'un temps assez court, dans un état plus grave qu'à leur départ et se sont vus réduits à demander leur mise en non-activité. » Suivent cinq exemples à l'appui. Chez tous la maladie a excédé deux ans.

Musgrave-Claye a rassemblé, à l'appui de la contagiosité de la tuberculose, 88 observations empruntées à un grand nombre d'auteurs : Van Swieten, Jeannet des Langrois, Baunier, Staub, Delamarre, Bruchon, Touchard, Guibout, Vialettes, Roustan, Bergeret, Villemin, Léger, Guéneau de Mussy, Hardy, Pidoux, Jules Guérin, Castan, Seux, Sirus-Pirondi, Isnard, Chéreau, Lancereaux, Compin, Moriez, Hermann Weber, Farina, Reich, Henrot, Langlebert, Daremberg, etc.

Sur ce grand nombre d'observations, beaucoup ne sont pas suffisamment explicites quant à la durée de la maladie ou aux antécédents du malade; j'ai dû les mettre de côté. Mais 46, comprenant 64 cas de contagion non douteuse, sont tout à fait probantes. Dans toutes, sauf une, celle de M. Isnard, dont je parlerai en finissant, il est dit formellement que le sujet contaminé était primitivement robuste, de bonne santé, issu de parents sains, à l'abri de toute suspicion tuberculeuse. Et ces 64 malades ont succombé, en moins de deux ans, en six, quinze, dix-huit mois, le plus souvent, à dater du moment où l'affection a paru débuter.

L'ensemble des faits groupés par Musgrave-Claye est vraiment saisissant et parfois bien dramatique. Témoin celui de ce gentleman devenu marin, dont Hermann Weber raconte la vie et qui est devenu classique, comme la Félida d'Azam :

J... a vu mourir sa mère, deux frères et une sœur, de phtisie pulmonaire. Lui-même a eu, à deux reprises, des hémoptysies à vingt et vingt-un ans. Il s'est ensuite fait marin et s'est très bien porté à partir de la vingt-cinquième année. A vingt-sept ans, il s'est marié. Il épousa :

1° Une femme appartenant à une *famille absolument saine.* Elle meurt phtisique après trois accouchements, ayant d'ailleurs joui d'une bonne santé jusqu'à la troisième grossesse. Donc, mort très rapide.

2° Une seconde femme présentant toutes les apparences *de la santé.* Elle meurt de phtisie galopante.

3° Troisième femme appartenant à une famille jouissant d'une santé exceptionnelle, ayant une *excellente santé* elle-même. Elle meurt phtisique après huit mois de maladie.

4° Quatrième femme, de *santé parfaite* et de famille très bien portante. Elle meurt phtisique après neuf mois de maladie.

Quant à M. J..., il ne se remaria pas, estimant qu'il exposerait à une mort certaine la femme qu'il choisirait. Sa santé générale était bonne ; il crachait seulement un peu de mucus, le matin. Il ne mourut que plusieurs années après sa dernière femme.

Un autre anglais, W..., appartenant à une souche de tuberculeux et phtisique lui-même, épousa successivement trois femmes, *de santé robuste,* qui succombèrent, l'une en quatre mois, l'autre en six mois et la troisième après neuf mois de maladie.

Plusieurs autres faits rapportés par Musgrave-Claye présentent des circonstances analogues. En voici un fourni par le Dr Léger :

A... épouse une *magnifique auvergnate,* à large poitrine. Après six mois de maladie, elle meurt *labourée de cavernes.* Deuxième femme, de *robuste constitution ;* elle meurt de phtisie rapide. Une troisième, des *mieux constituées,* subit le même sort. Enfin, dit le Dr Léger, ce terrible Barbe-bleue se *trouva atteint lui-même* de la fatale maladie et mourut après avoir traîné dix-huit mois.

Ce dernier détail ferait supposer que la phtisie du contaminant était restée longtemps latente ou du moins non accusée, ce qui n'est pas rare dans l'histoire de la contagion tuberculeuse.

Très souvent aussi le contaminant survit longtemps et parfois il guérit, comme dans le cas rapporté par Sirus-Pirondi :

M. X..., né de mère phtisique, tuberculeux lui-même, se marie à vingt-cinq ans. Il épouse une jeune fille, *type parfait de la santé,* issue d'une famille très saine. Elle meurt en quelques mois et le mari a guéri.

Parmi les observations éparses dans divers ouvrages je cite :

Un chapelier, âgé de quarante-six ans, jouissant habituellement d'une *bonne santé,* poitrine large, bien développé, meurt à La Charité, en quinze mois, après le début de la phtisie (Bayle).

Mélanie P..., vingt ans. Aucun antécédent suspect. Avant d'être à Paris, elle travaillait la terre, se *portant bien,* nullement sujette à s'enrhumer. Elle meurt en neuf mois de phtisie galopante (Empis).

Une jeune fille, ayant toutes les *apparences de la santé* et appartenant à une famille saine, épouse un phtisique qui ne tarde pas à mourir. Quelque temps après, la jeune veuve est prise d'hémoptysie; elle tousse et présente les signes rationnels de la tuberculose pulmonaire; elle se remarie néanmoins et meurt en six mois (Briau).

Dans son rapport à la Société médicale des Hôpitaux, sur la constitution médicale du printemps 1874, Besnier mentionne, sous la rubrique de *phtisie aiguë,* un malade, de *bonne santé* habituelle et sans antécédents morbides, mort en un mois. L'autopsie confirma le diagnostic.

TROUSSEAU, à propos de la phtisie galopante qu'il distingue de la phtisie commune à marche rapide, condense en quelques lignes le tableau de la maladie : « Une jeune femme, dit-il, car c'est principalement des femmes et des femmes jeunes que j'ai vues atteintes de ces maladies; une jeune femme, *jusque-là bien portante,* tombe, sans cause appréciable, dans un état de malaise difficile à définir. Elle perd l'appétit, ses forces languissent... Bref, elle succombe, après six à huit semaines, à une phtisie galopante. »

X..., jeune femme, *aussi peu sujette que personne à s'enrhumer,* meurt en deux mois de phtisie effroyablement rapide, ayant présenté pendant sa vie les mêmes symptômes et après sa mort les mêmes lésions anatomiques que les phtisiques ordinaires dont la maladie suit une marche chronique.

HÉRARD et CORNIL. — Je réunis ici les observations éparses dans le traité classique d'Hérard et Cornil :

Joseph L..., trente-cinq ans, cocher, grand, bien musclé, vigoureux, *a toujours été bien portant.* Bonne nourriture, mais adonné aux boissons alcooliques. Mort en trois mois de phtisie granuleuse pneumonique.

S..., cinquante ans, n'a jamais été sérieusement malade et n'est *pas sujet à s'enrhumer. Parents sains.* Tombe malade le 28 novembre 1864 et meurt, à Lariboisière, le 8 mars suivant, de granulie généralisée.

X..., jeune homme de vingt-cinq ans. *Bonne santé habituelle* et nullement sujet à s'enrhumer, fut pris de toux vers le milieu de l'année 1864. Six mois après, il mourut de granulie généralisée.

Joseph G..., quarante-deux ans, marchand des quatre saisons, a toujours *joui d'une bonne santé*. Doué d'une constitution vigoureuse, il a eu trois enfants qui se portent bien. Son logement est salubre et sa nourriture convenable. Mort en deux mois de phtisie granuleuse généralisée.

Louise J..., dix-neuf ans. Cette jeune fille ne connaît dans sa famille aucun cas d'affection de poitrine. Elle-même n'était pas sujette à s'enrhumer et avait joui, jusque dans ces derniers temps, d'*une excellente santé*. Morte en trois mois de phtisie galopante.

M..., vingt ans, cuisinier. Ses parents se portent bien. Lui-même a toujours *joui d'une bonne santé*. Mort en trois mois de phtisie aiguë galopante.

Fournet tenait de Jules Guérin l'observation d'un fait qui s'est passé à Haynin (Belgique) :

« Une femme mourut de phtisie tuberculeuse au troisième degré, après avoir couché avec son mari jusqu'au dernier moment. Celui-ci, d'une constitution primitivement *robuste*, issu d'une famille où jamais il n'y avait eu de phtisiques, épousa en secondes noces une femme également *bien constituée* et née de parents sains. Après dix-huit mois de mariage, il succomba à une phtisie pulmonaire des mieux caractérisées. La seconde femme n'avait cessé de cohabiter avec lui jusqu'à sa mort. Peu de temps après, elle se remaria ; mais deux ans après ce second mariage, elle mourut de phtisie. Son second mari, *fortement constitué*, issu d'une famille dans laquelle on n'avait jamais vu d'exemple de phtisie, succomba à cette affection quelque temps après la mort de sa femme. » (Fournet. *Rech. clin. sur l'auscultation.*)

Seco Baldor (de Madrid) cite, devant le Congrès médical de Paris (1867), deux exemples de contagion. Voici le plus intéressant :

Un individu nerveux, délicat, mal conformé, après avoir résisté *pendant de longues années,* à force de soins et de précautions, aux ravages de la tuberculose pulmonaire, y succomba à l'âge de trente-huit ans. Or, cet individu, un an avant sa mort, eut le regret de voir mourir sa femme d'une *phtisie aiguë, galopante* de même. Il est à remarquer que cette femme était comme la précédente (celle de l'autre observation citée au Congrès), *forte et bien conformée.* Elle habitait Madrid.

F..., vingt-quatre ans, entra à La Charité, service d'Andral, le 2 mai 1837. Sa constitution était *extrêmement robuste;* poitrine large, saillante, régulière; formes anguleuses, système pileux noir; intelligence pesante, mais jugement sain *(sic).* Père et mère très robustes, ainsi que frères et sœurs. Il n'avait jamais eu de rhumes, ni de toux, ni d'hémoptysies, lorsque, sans cause appréciable, il fut pris de toux, fièvre, malaise, etc. Entré à l'hôpital, il mourut, après un mois, de phtisie aiguë généralisée. (Fournet.)

Rendu :

Une jeune femme, forte, *bien constituée,* d'hérédité excellente, est prise de toux persistante et d'hémoptysie. Bientôt, la fièvre redouble et la malade succombe, après quinze mois, par méningite tuberculeuse. Les deux sommets étaient remplis de tubercules.

Une femme, appartenant à une famille absolument indemne de tuberculose, ayant des *antécédents personnels excellents,* a eu, d'un premier mari, des enfants vigoureux et non tuberculeux. Elle était restée un type de belle santé jusqu'à son second mariage. Elle contracta, du second mari phtisique, une phtisie à marche rapide, alors que le mari n'a succombé que deux ans après sa femme.

Professeur GRANCHER :

N..., maçon, de *constitution vigoureuse,* père d'enfants bien portants. On vit simplement, mais assez bien. La mère des enfants est morte phtisique, après cinq mois de maladie. N... est mort, à l'hôpital, de pneumonie tuberculeuse.

L'observation ne dit pas après combien de mois est survenue la mort ; mais il est présumable qu'elle fut rapide.

F... n'a jamais toussé et a joui d'*une santé parfaite* jusqu'au mois de juillet 1880. A ce moment, il perdit l'appétit et maigrit notablement. Il mourut, le 9 octobre 1881, après quinze mois, de tuberculose pleuro-pulmonaire.

DYSDALE, médecin des hôpitaux de Londres, rapporte l'observation suivante :

Mme A. R..., blanchisseuse, âgée de trente-trois ans. Père et mère morts, mais non de phtisie. Elle présente, en octobre 1867, tous les signes rationnels de la phtisie pulmonaire et, au sommet des deux poumons, les phénomènes qui dénotent l'existence de vastes cavernes. Son mari était mort phtisique, en septembre 1865. Jusqu'à cette époque, elle avait toujours eu une *très bonne santé* et c'est peu de temps après seulement qu'elle a commencé à se sentir malade. Morte en novembre 1867 : diagnostic confirmé par l'autopsie. (*Bull. de Thérap.*, 1868.)

Professeur Potain :

Il cite l'histoire d'une jeune femme, de très *bonne santé* habituelle et appartenant à des parents sains, qui contracta une tuberculose à *marche rapide* après avoir soigné son mari phtisique. (*Rev. de Médecine*, 1885.)

Delon (d'Arles) :

Cet auteur relate l'observation d'une jeune fille, âgée de seize ans, qui mourut en *huit mois* d'un ramollissement tuberculeux du poumon. Son père et sa mère, ses grands-pères et grand'mères des deux côtés étaient vivants et *bien portants*. Sa sœur, âgée de douze ans, partageait son lit. Elle succomba à une phtisie de forme aiguë. Un petit garçon de six ans, couchant dans la même chambre, succomba de même très rapidement. (*Montpellier médical*, janv. 1887.)

Léon Petit (*Rev. scient.*, 23 sept. 1893). Je transcris l'histoire de l'Auvergnat de L. Petit, tout en regrettant de ne pouvoir affirmer, comme je le pense, que ce brave homme était d'origine suspecte :

« Cet Auvergnat s'était installé à Paris, charbonnier, comme tous les Auvergnats qui se respectent. Il était venu à Paris pour faire fortune et il était phtisique; mais il avait une phtisie torpide et cette phtisie faisait tousser notre homme, le faisait cracher, l'essoufflait même; mais elle ne l'empêchait pas de monter les escaliers pour livrer ses sacs de charbon. Notre Auvergnat, bien que phtisique, devint amoureux et se maria. Il épousa une belle grosse fille de la campagne, *sans trace aucune d'affection héréditaire*, ni aucune tare. *Un an* après, il était veuf. La femme était morte phtisique évidemment infectée par son mari. Notre Auvergnat resta veuf, mais pas longtemps. Il se remaria. Sa seconde femme, *très rapidement,* eut le sort de la première. Et, successivement, en quelques années, il eut ainsi trois femmes tuées à son service et toujours infectées par la tuberculose. Il est à son cinquième veuvage; il est toujours phtisique, il continue son petit commerce, et, ma foi! je ne serais pas surpris d'apprendre, un jour, qu'il s'est remarié pour la sixième fois. »

Je pourrais donner un assez grand nombre d'observations personnelles, comme pourraient le faire la plupart des praticiens. Je me contente de citer les deux dernières :

Le 30 mars 1893, le Dr Xavier Gouraud m'adressait un jeune malade qui, à la suite d'une influenza (?) survenue au mois de février, fut atteint de pleuro-pneumonie, bientôt dégénérée en infiltration bacillaire. Cet enfant, âgé de sept ans, *bien portant* jusque-là et fils de parents très sains, frère de deux sœurs jouissant d'une très bonne santé, a été emporté en huit mois par une phtisie fébrile à marche rapide, siégeant dans le poumon gauche criblé de cavernes. Aucune lésion à droite. Il avait été vu par MM. Potain et J. Simon qui avaient confirmé le diagnostic et conseillé le départ pour Arcachon.

M. X..., sous-officier d'artillerie, couche dans une chambre où couche aussi un camarade qui ne tarde pas d'être envoyé à l'hôpital, où il meurt de phtisie galopante. Peu de temps après, X... est pris de fièvre, de toux et finalement de phtisie. Il meurt en moins de vingt mois. Son frère, plus jeune de trois ou quatre ans, vit beaucoup avec lui pendant les derniers mois de la maladie et tombe malade à son tour. Je l'ai vu mourir à Arcachon, au bout de huit mois. Le père, la mère, la grand'mère, les deux frères survivants, que j'ai tous vus à Arcachon, sont de constitution robuste et *pleins de santé*. Avant de tomber malades, les deux phtisiques jouissaient aussi d'une *santé excellente*.

Parmi les observations mentionnées par Musgrave-Claye, il en est une qui m'a particulièrement frappé et que je me fais un devoir de reproduire parce qu'elle serait une véritable exception à la règle générale. Je la donne *in extenso*, comme M. Isnard a eu l'obligeance de me l'envoyer. Malheureusement, notre éminent confrère n'a pu me fournir les renseignements complémentaires que je demandais, attendu que le fait est déjà très ancien et que le malade quittait Marseille peu après le moment où son cas était révélé à la Société de Médecine :

SOCIÉTÉ IMPÉRIALE DE MÉDECINE DE MARSEILLE. — *Séance du 6 novembre 1869. — M. Isnard :* Les deux observations de M. Pirondi, celles que nous ont communiquées MM. Seux, Rougier et Chasporel, en mars et mai dernier, signalent un fait important : *Dans toutes, la phtisie par contagion a revêtu la forme aiguë rapidement mortelle.* Dans l'exemple suivant, au contraire, nous allons voir la maladie prendre la forme chronique et offrir, en trois ans environ, deux éruptions de tubercules sans être arrivée encore à une terminaison fatale :

Le 6 juin 1866, s'éteignait, dans la consomption tuberculeuse, à quarante-trois ans, une de mes clientes atteinte *depuis deux ans* de lésions pulmonaires droites et gauches. Son père, sa mère et ses deux sœurs avaient joui d'une bonne santé. Son fils unique, lui-même phtisique, était mort à vingt-cinq ans, en 1864.

Le mari, cinquante-quatre ans, très robuste, de tempérament sanguin, n'avait jamais eu de maladie antérieure. Vie régulière, active, entouré d'une certaine aisance. Famille très saine; pas de tuberculeux; pas de maladies chroniques. De quatre sœurs, l'une fut rapidement enlevée à vingt-huit ans, par des accidents puerpéraux quelques jours après son accouchement. Les trois autres, pleines de santé, viennent d'atteindre cinquante-neuf, soixante-quatre et soixante-onze ans. Le père et la mère, très vigoureux, ont succombé à des affections aiguës, l'un à un accès pernicieux, à l'âge de cinquante-cinq ans, l'autre à l'âge de soixante onze ans. Rien à noter chez les grands-pères, grand'mères, oncles ou tantes.

Notre homme avait soigné sa femme avec beaucoup de dévouement pendant tout le temps de la maladie et avait partagé son lit jusqu'au dernier moment. Deux ou trois mois avant la mort, il commence à tousser et à maigrir; dix jours après, il a une hémoptysie. Tubercules au sommet du poumon gauche. Vers le commencement de 1867, nouvelles hémoptysies plus abondantes et plus fréquentes. Les lésions pulmonaires s'étendent et s'aggravent sans jamais envahir le poumon droit. Ramollissement, suppuration, cavernes; crachats purulents, dyspnée, fièvre hectique, sueurs nocturnes, amaigrissement extrême. La vie est très sérieusement compromise. Cependant, vers la fin de l'année, le malade se rétablit lentement. En mars 1868, deuxième évolution de tubercules à gauche, hémoptysies. Mêmes signes locaux et généraux que l'année précédente; seulement, ils ont moins d'étendue et de durée. Nouveau rétablissement. Aujourd'hui, loin d'avoir sa santé primitive, le malade a retrouvé une grande partie de ses forces et de son embonpoint; il n'a pas eu d'hémoptysie depuis dix mois. Il conserve de la toux, de l'oppression et une expectoration ordinairement muqueuse.

La communication de M. Isnard offre un véritable intérêt : 1° parce qu'elle prouve que déjà, en 1869, les médecins de Marseille reconnaissaient que les phtisies *par contagion* revêtent une forme rapidement mortelle; 2° parce que la femme de notre homme, qui était de saine lignée, est morte *en deux ans;* 3° parce que cette femme perdait un fils tuberculeux au moment où elle devenait elle-même malade; 4° parce que le mari de cette femme a survécu plus de trois ans à une phtisie d'allures intermittentes, malgré sa robuste constitution.

A cette époque lointaine, l'examen bactériologique était inconnu. Peut-être eût-il révélé, soit une affection congestive, non bacillaire, du poumon, soit la présence de microorganismes antagonistes de la tuberculose, soit l'une des infections bronchiques qui simulent merveilleusement les formes congestives de la phtisie et dans les crachats desquelles on trouve, non le bacille de Koch, mais des streptocoques. Peut-être aussi, en scrutant de plus près l'hérédité et les dispositions morbides de ce *sanguin*, aurait-on pu démasquer une diathèse goutteuse ou rhumatismale donnant la clef de sa résistance au processus tuberculeux et pouvant expliquer la forme rémittente de ses poussées congestives. Mais ce ne sont là que suppositions inspirées par la répugnance que j'éprouve à admettre des exceptions aux règles générales qui résultent d'un ensemble considérable de faits observés sans parti pris. Resterait cependant une autre explication : l'influence heureuse d'une médication thérapeutique ou hygiénique efficace. Les souvenirs de M. Isnard ne lui ont pas permis de me renseigner à cet égard. Je le regrette infiniment; peut-être aurions-nous trouvé, dans cet exemple, un enseignement précieux.

Bordeaux. — Imp. G. Gounouilhou, rue Guiraude, 11.

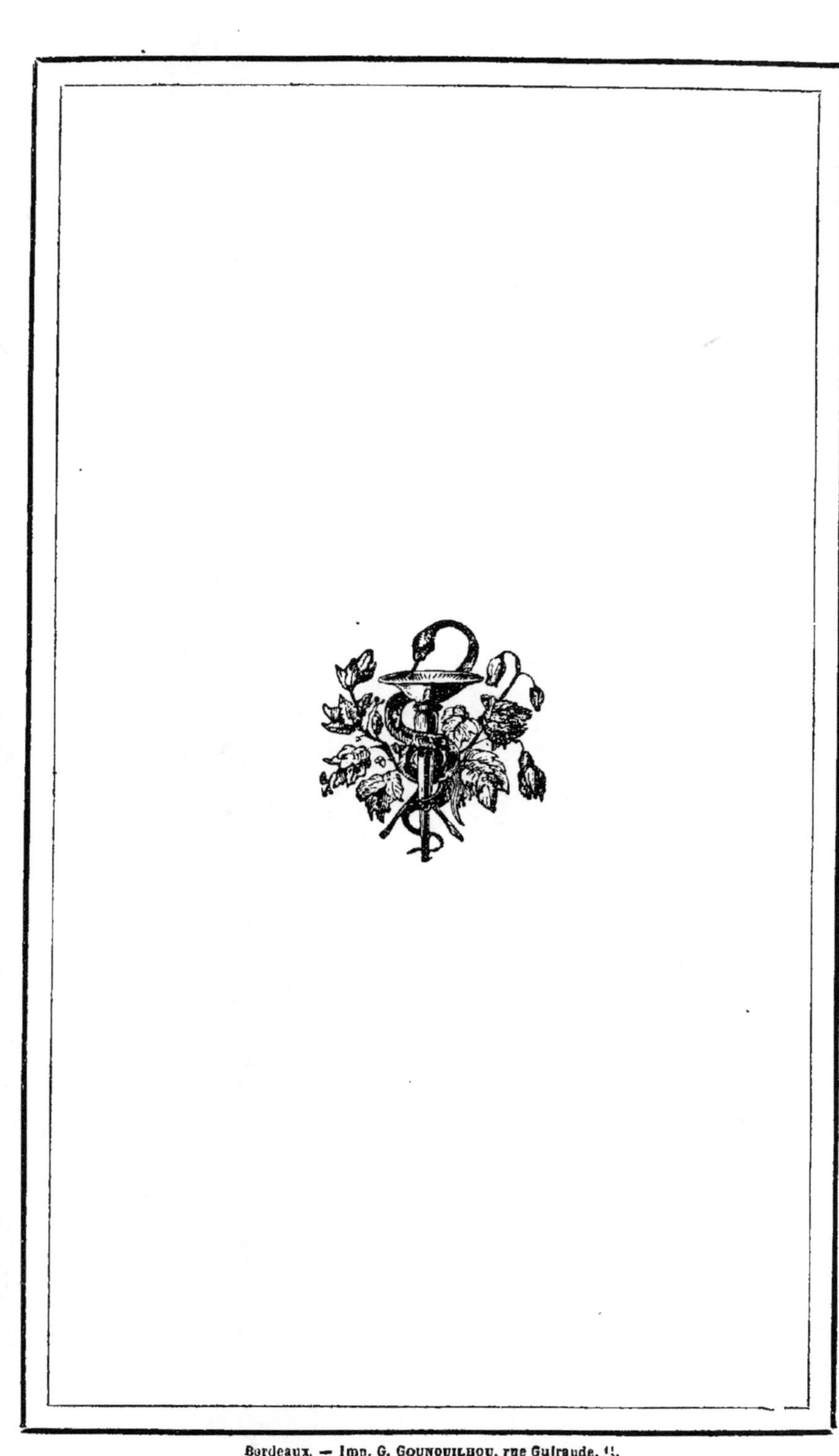

Bordeaux. — Imp. G. Gounouilhou, rue Guiraude. 11.

www.ingramcontent.com/pod-product-compliance
Lightning Source LLC
LaVergne TN
LVHW012020160826
845678LV00002B/933

* 9 7 8 2 3 2 9 6 5 8 7 7 3 *